# OBSERVATIONS

SUR LES

# Eaux Minérales

SULFUREUSES ET FERRUGINEUSES

## DE CASTÉRA-VERDUZAN,

*(GERS)*

### Par M. Bazin,

Médecin, Inspecteur adjoint.

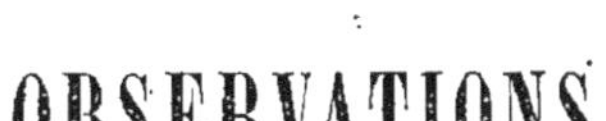

Quand vous arrivez aux Eaux minérales, faites comme
si vous entriez dans le temple d'Esculape; laissez à la porte
toutes les passions qui ont agité votre âme, toutes les af-
faires qui ont si long-temps tourmenté votre esprit.

ARMIENI. *Préc. hist. sur les Eaux minér.*

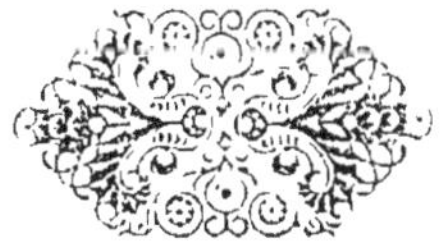

AUCH,

IMPRIMERIE ET LIBRAIRIE DE L.-A. BRUN.

PLACE ROYALE.

—

1841.

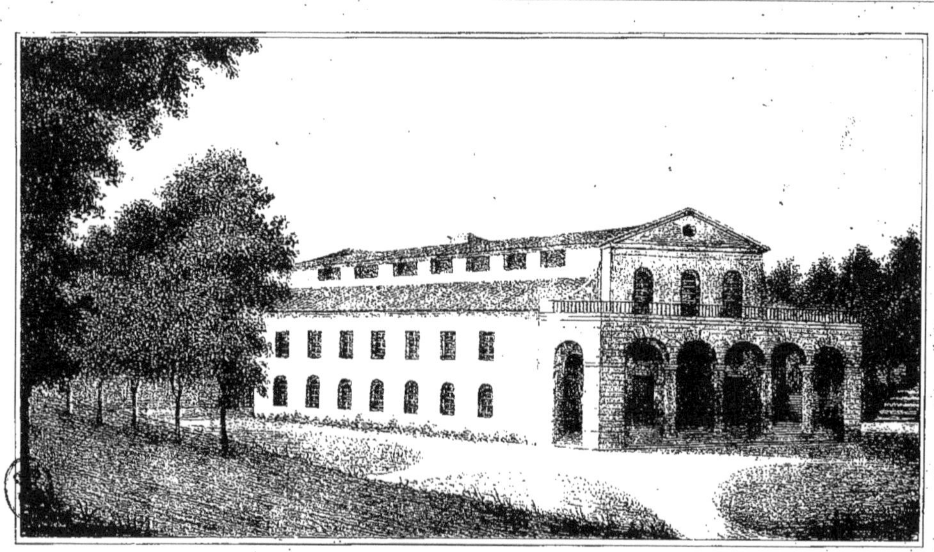

Bains de Castera Verduzan.

# OBSERVATIONS

## SUR LES

# Eaux Minérales

### SULFUREUSES ET FERRUGINEUSES

## DE CARTÉRA-VERDUZAN,

### ( GERS )

## Par M. Bazin,

### Médecin, Inspecteur adjoint.

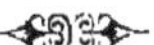

> Quand vous arrivez aux Eaux minérales, faites comme
> si vous entriez dans le temple d'Esculape ; laissez à la porte
> toutes les passions qui ont agité votre âme, toutes les af-
> faires qui ont si long-temps tourmenté votre esprit.
> ALIBERT, *Préc. hist. sur les Eaux minér.*

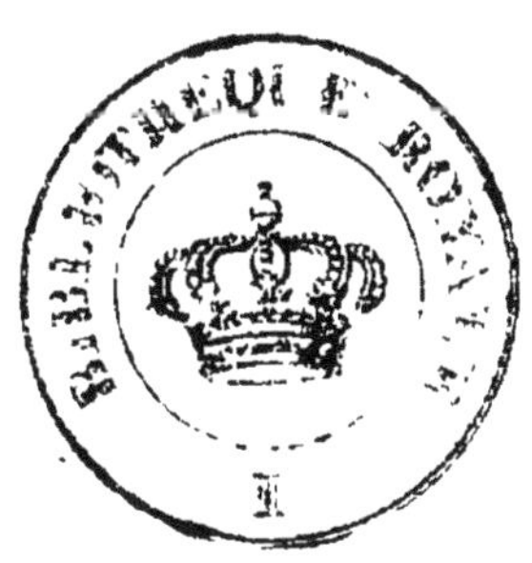

## AUCH,

## IMPRIMERIE ET LIBRAIRIE DE L.-A BRUN,

### PLACE ROYALE.

### 1841.

Quoique la science de l'analyse nous ait fourni les moyens d'arriver à la connaissance des différentes substances qui composent les eaux minérales de Castéra-Verduzan, quoique un grand nombre d'observations aient déjà été faites sur ces eaux, on ne peut pas se dissimuler qu'il reste encore à faire pour parvenir à bien apprécier tous les cas pathologiques auxquels on peut les opposer avec quelque probabilité de succès.

Le but que nous nous sommes proposé, en publiant des histoires de maladies sur l'emploi des eaux de Castéra-Verduzan, c'est d'en déduire des conséquences pratiques pour faire connaître leur puissance curative, qui malheureusement est peu connue ou mal appréciée.

Castéra-Verduzan qui, naguères, comptait à peine quatre ou cinq maisons, est aujourd'hui une petite ville où plus de mille étrangers peuvent être logés commodément. Il est traversé par la route royale n° 131, d'Auch à Port Ste-Marie; il est situé à 3 lieues de Condom et à une égale distance d'Auch, chef-lieu du département du Gers. Cette petite ville se trouve dans un vallon étroit, ouvert du nord au midi, sur la rivière de l'Auloue; elle est entourée de très belles prairies parsemées de magnifiques plantations.

On fait usage des eaux minérales de Castéra-Verduzan depuis environ un siècle et demi.

Quant à l'origine de ces eaux, il est probable qu'elles viennent des Pyrénées; ce qui semble le faire supposer, c'est leur température et leur quantité qui ne varient jamais, tandis que toutes les autres sources de la contrée éprouvent des variations notables.

M. Détigny, intendant de la généralité d'Auch, toujours animé d'un zèle infatigable lorsqu'il s'agissait d'être utile à l'humanité, y fit établir des bains. M. le marquis de Pins, philanthrope éclairé, en étant devenu propriétaire en 1819, y a fait construire un très bel établissement; il a contribué par là à étendre la réputation de ces eaux et à multiplier leurs bienfaits, par la facilité d'en faire usage.

Les malades et les convalescens, ainsi que les individus qui jouissent de la meilleure santé, trouvent à Castéra-Verduzan tout ce qui est convenable à leur état. Les maisons d'une architecture fort simple, et généralement disposées le long de la route, sont vastes, saines, très commodes et d'une extrême propreté. On peut dire que les habitans rivalisent de zèle pour bien recevoir les personnes qui leur accordent leur confiance. A ces avantages il faut ajouter celui de la nourriture. On y trouve une nourriture saine, abondante et variée. On peut y vivre conformément à ses goûts, à ses habitudes, à sa fortune.

Tous les médecins conviennent aujourd'hui que les eaux minérales peuvent être avantageuses à cause de l'hygiène qu'on y observe, des voyages qu'elles occasionnent et des distractions qu'on y trouve. Quant à leurs vertus médicamenteuses, il y en a certains qui les rejettent complètement, et ils ne font pas plus de cas des eaux minérales, sous ce rapport, que de l'eau de rivière. Nous ne partageons pas cette opinion, et nous sommes forcé de déclarer qu'il y a ici défaut d'expérience, ignorance ou mauvaise foi. Pourquoi ne reconnaîtrait-on pas les propriétés des eaux minérales? N'ordonne-t-on pas tous les jours, avec succès, des substances médicamenteuses qui se rencontrent dans ces eaux? Pourquoi donc ces mêmes substances, beaucoup mieux préparées ou combinées par la nature, n'auraient-elles pas les mêmes propriétés qu'en venant des pharmacies?

Mais indépendamment des substances que la chimie découvre dans les eaux minérales, il y en a d'autres qui échappent à l'analyse et qui leur donnent des propriétés qu'on chercherait inutilement dans les eaux minérales artificielles. Telle est cette matière grasse, onctueuse qu'elles déposent, et qui, mêlée avec elle, forme un liniment naturel dont l'effet est fort remarquable. L'art a proposé de la remplacer par la gélatine; mais pour justifier une pareille substitution, il faudrait s'appuyer sur des faits, et il n'y en a pas.

# PROPRIÉTÉS

## PHYSIQUES ET CHIMIQUES

# DES EAUX MINÉRALES

## DE CASTÉRA-VERDUZAN.

Les eaux de Castéra-Verduzan ayant été analysées par différents médecins et pharmaciens, nous nous bornerons à rapporter l'analyse qui en a été faite en 1821 par le célèbre Vauquelin, parce qu'elle nous paraît la plus exacte et la plus en rapport avec les phénomènes observés chez les malades qui font usage de ces eaux. Notre intention est de n'envisager les eaux de Castéra-Verduzan que sous le rapport de la thérapeutique qui est le point le plus important. Quant à leurs propriétés physiques et chimiques, nous n'exposerons que ce qu'il est indispensable que le médecin en connaisse.

**PROPRIÉTÉS PHYSIQUES DE L'EAU SULFUREUSE.**

La source sulfureuse fournit trois cent vingt-quatre litres d'eau par minute. Elle est très-limpide, et elle exhale une forte odeur de foie de soufre ou d'œuf couvi. La limpidité n'en est jamais troublée, quelles que soient l'abondance et la durée des pluies, pas même pendant les débordemens de la rivière de l'Auloue. La quantité en est aussi constamment la même, et elle pourrait fournir au double de baignoires qu'elle alimente actuellement. La température habituelle en hiver comme en été, en est de 24 degrés quatre dixièmes du thermomètre centigrade, ou de 19 degrés 1|2 de celui de Réaumur.

On croit assez généralement que les eaux minérales doivent être d'autant plus efficaces que la température en est plus élevée. Mais c'est une erreur que la science ne saurait partager. Il est, au contraire, fort avantageux de posséder des eaux dont la température soit modérée, pour être plus en rapport avec l'irritabilité et les maladies de certains individus. D'ailleurs, on peut leur donner le degré de chaleur qu'on veut, sans leur faire rien perdre de leur vertu. C'est un fait qui se vérifie tous les jours à Castéra-Verduzan.

L'eau sulfureuse noircit l'argent qu'on y plonge ou qu'on expose au-dessus. Lorsqu'on en remplit un verre, on voit s'élever du fond vers la surface des bulles aériformes qui sont du gaz hydrogène sulfuré. Sa pesanteur, comparée à celle de l'eau distillée, est comme 10 est à 13. Elle dépose, sur les parois des tuyaux qu'elle parcourt, et dans l'auge de la buvette, un sédiment blanc, gélatineux, onctueux, homogène, inodore, qui paraît être une matière animale, mais dont l'analyse n'a point encore déterminé la nature. Nous croyons que cette substance donne en grande partie à l'eau sulfureuse la propriété anti-spasmodique, anti-nerveuse, calmante, qui la rend si puissante contre certaines maladies.

**PROPRIÉTÉS CHIMIQUES DE L'EAU SULFUREUSE.**

L'évaporation jusqu'à siccité de vingt kilogr. de l'eau sulfureuse a donné pour résultat un résidu qui pesait vi gros xxxii grains (5 grammes 6 décigrammes). C'est ce résidu que Vauquelin a analysé, et où il a trouvé :

Humidité. . . . . . . . . . . . .   0,20
Sels solubles . . . . . . . . . . .   2,20

Composés de
{ Muriate de chaux. .   0,50
Matière animale. . .   0,22
Sulfate de chaux. . .   0,20
Sulfate de soude . . .   1,10
Muriate de soude. . |
Traces de sous-carb. }   0,13

Perte. . .   0,05

Sels insolubles. . . . . . . . . .   2,38

Composés de
{ Sulfate de chaux. . .   1,46
Carbonate de chaux.   0,81
Matière animale. . .   0,08
                                    ———
                                    2,35

Perte. . .   0,03

Total. . . . .   4,78

**PROPRIÉTÉS PHYSIQUES DE L'EAU FERRUGINEUSE.**

La source de cette eau est moins abondante que celle de l'eau sulfureuse; elle ne fournit que cent quatre-vingt-quatre litres par minute. Elle est limpide, incolore, inodore, d'une saveur styptique, métallique. Dans l'auge où elle est reçue, sortant de la source, on voit se dégager du gaz acide carbonique. La température en est un peu moins élevée que celle de l'eau sulfureuse. Elle dépose au fond de l'auge et des baignoires un sédiment ocracé ou couleur de rouille, légèrement onctueux. La diaphanéité, la quantité et la température ne varient jamais, pas plus que celles de l'eau sulfureuse, quels que soient les changemens de l'atmosphère.

## PROPRIÉTÉS CHIMIQUES DE L'EAU FERRUGINEUSE.

Vingt kilogrammes de cette eau, évaporée jusqu'à siccité, donnèrent un résidu qui pesait : 3 vi, gr. liv (27 grammes). Vauquelin, qui en fit l'analyse, y trouva les substances suivantes :

|  |  |  |
|---|---|---|
| Humidité. . . . . . . . . . . . . | | 0,22 |
| Sels solubles. . . . . . . . . . . | | 2,51 |

| Composés de | Muriate de chaux. . | 0,70 |
|---|---|---|
| | Matière animale. . . | 0,10 |
| | Sulfate de chaux. . . | 0,16 |
| | Sulfate de soude. . . | 1,45 |
| | Muriate de soude. . | |
| | Et traces de carbon. | 0,10 |
| | | 2,51 |

|  |  |  |
|---|---|---|
| Sels insolubles . . . . . . . . | | 2,27 |

| Composés de | Matière animale. . . | 0,10 |
|---|---|---|
| | Sulfate de chaux. . . | 1,14 |
| | Carbonate de chaux. | 0,83 |
| | Oxide de fer. . . . . | 0,20 |
| | | 2,27 |

|  |  |  |
|---|---|---|
| Total. . . . . . | | 5,90 |

Malgré toutes les expériences des physiciens et des minéralistes, on n'a pas encore découvert la véritable cause de la minéralisation et de la calorification des eaux minérales. Au reste, cette découverte intéresse peu le médecin praticien. Cherchons à imiter Morgagni qui s'est attaché à étudier les phénomènes morbides, se mettant peu en peine d'en approfondir les causes premières.

## PROPRIÉTÉS MÉDICALES DES EAUX MINÉRALES SULFUREUSES ET FERRUGINEUSES.

Les sources que l'on rencontre à Castéra-Verduzan, se ressemblent sous le rapport des sels qui entrent dans leur composition; elles sont pourtant bien différentes quant à leurs effets sur l'économie animale. Cette différence tient à l'oxide de fer et à l'acide carbonique libre pour l'eau ferrugineuse, et à l'acide hydrosulfurique pour l'eau sulfureuse : voilà pourquoi employées séparément elles peuvent remplir des indications; de même aussi mêlées, elles sont très souvent employées avec grand succès.

Raulin, inspecteur-général des eaux minérales de France, dans un livre qu'il fit sur ces eaux en 1770, les préconise contre les obstructions des viscères, la jaunisse, les pâles couleurs, les maladies des voies urinaires, contre les affections rhumatismales, dartreuses, psoriques, hypocondriaques, hystériques. Il rapporte un grand nombre d'observations de ces différentes maladies pour prouver la vertu de ces eaux : il ajoute que le docteur Cortade, praticien distingué, les avait employées avec succès dans le cas d'âcreté du sang, ainsi que dans les phthisies commençan-

tes, et qu'il les regardait comme très avantageuses dans les coliques bilieuses et venteuses. Voici encore comment s'exprimait en 1772 le docteur Dulong, de Fleurance, médecin d'un mérite non contesté. « De toutes les eaux minérales que je
» connais, je n'en ai point trouvé qui aient eu des
» succès aussi fréquents que celles de Castéra.
» J'assure même qu'elles ont procuré plus de gué
» risons que celles des Pyrénées. Je donne cette
» assurance d'après cinquante-trois ans de prati
» que de mon père et cinquante de celle qui m'est
» propre. »

Prenant l'expérience pour guide, nous ferons connaître d'abord les maladies qui doivent être exclusivement traitées par l'eau sulfureuse ; ensuite celles où l'eau ferrugineuse est indiquée ou mérite la préférence, et enfin les affections qui exigent l'emploi simultané des deux sources.

## PROPRIÉTÉS MÉDICALES DE L'EAU SULFUREUSE.

L'eau sulfureuse de Castéra-Verduzan est excitante, mais elle ne l'est pas également pour tous les systèmes de l'économie, elle accélère les fonctions des organes sécréteurs, agit d'une manière directe sur les cryptes muqueux et sur les exhalants de la peau et des membranes muqueuses ; elle provoque des crises remarquables par la transpiration cutanée et pulmonaire, par les selles et par les urines ; elle modifie, change et régularise la vitalité de la partie affectée ; dans d'autres circonstances, elle opère une sorte de métastase excessivement salutaire sur les organes sécréteurs; enfin, dans quelques cas particuliers, l'équilibre des forces vitales se rétablit spontanément et pour ainsi dire d'une manière miraculeuse.

L'eau sulfureuse ne convient que dans les maladies chroniques et dans la convalescence des maladies aiguës.

Les effets de l'eau sulfureuse sont différents suivant l'âge, le tempérament, le sexe, la saison, le genre de maladie, la susceptibilité et la profession des individus; de là une multitude innombrable de phénomènes qu'il n'apppartient qu'au médecin attentif et observateur de saisir et d'apprécier.

Combien de malades atteints d'affections considérées comme incurables sont guéris par l'usage plus ou moins prolongé de cette eau ! Loin de nous l'idée d'adresser le moindre reproche au mérite de nos confrères ! Quels que soient d'ailleurs leurs talens, il leur est impossible, à cause de leur éloignement, de connaître toutes les vertus d'une source minérale ,médicamenteuse, dont l'expérience peut seule donner la connaissance.

Nous sommes loin de prétendre que les eaux de Castéra-Verduzan puissent être conseillées indistinctement dans toutes les maladies. Il en est de ce remède comme de tous ceux qui sont efficaces, il ne faut en faire usage que lorsque l'indication est précise, et toujours avec prudence et discernement.

L'eau sulfureuse guérit les maladies cutanées à l'état de chronicité, telles que la gale, les dartres, la teigne, le zoster ou zona. Les efflorescences ou boutons qui ne laissent pas que d'être très désagréables lorsqu'elles affectent des parties découvertes ou apparentes du corps, les ulcères atoniques des jambes, les ozènes ou ulcères du nez qui éloignent de la société les individus qui en sont atteints, à cause de leur mauvaise odeur, les engorgemens des amygdales, du voile du palais, des glandes parotides, des cervicales, les tumeurs indolentes, soit externes, soit internes, les engorgemens du foie avec ictère, de la rate, de la matrice et des ovaires, les ramollissemens asthéniques des gencives avec ou sans une disposition antiscorbutique, sont également traités avec grand succès par l'eau sulfureuse.

Les propriétés de l'eau sulfureuse sont bien remarquables dans les défauts d'appétit, dans l'espèce de serrement, de billement que certaines personnes ressentent au creux de l'estomac, dans le ventre, soit le matin à jeun, soit quelques heures après le repas.

La facilité avec laquelle l'eau sulfureuse est digérée a quelque chose de bien remarquable : la tolérance de l'estomac est telle pour cette eau, que nous n'avons pas rencontré un seul cas où elle ne fût pas supportée; elle passe avec une promptitude remarquable. Aussi est-elle le meilleur stomachique que l'on puisse conseiller. Depuis quatorze ans que nous inspectons ces eaux,

il n'est pas à notre connaissance qu'un seul indi-
vidu ait quitté le Castéra sans y avoir recouvré
l'appétit. Que l'on ne pense pas que nous exaltions
ici la vertu stomachique de cette eau; une pareille
conduite serait peu digne du médecin qui se doit
à la science et à la vérité. Nous nous sommes im-
posé le devoir de ne jamais sortir du cercle de
l'observation et de l'expérience.

Les catarrhes ou rhumes de poitrine, les diar-
rhées invétérées, les vieux catarrhes de la vessie,
de l'urètre et les fleurs blanches réclament l'emploi de l'eau sulfureuse et disparaissent même
assez promptement.

On retire encore beaucoup d'avantage de l'eau
sulfureuse pour les suites de couches et de l'allaitement. Les calculeux, les graveleux se sont constamment bien trouvés de cette eau. Nous possé-
dons un grand nombre de graviers que l'eau
sulfureuse a fait expulser.

Enfin l'eau sulfureuse, comme purgative, diu-
rétique, diaphorétique, est d'une grande effica-
cité dans les hémorrhoïdes, dans les hydropisies,
les leucophlegmasies, dans le rhumatisme et les
engorgemens chroniques des articulations.

## PROPRIÉTÉS MÉDICALES DE L'EAU FERRUGINEUSE.

L'expérience apprend que le fer est un stimu-
lant, un tonique précieux pour la fibre musculaire, qu'il donne du ton, de la force, rend les
personnes plus agiles, développe la circulation
sanguine et lymphatique, provoque en général
toutes les sécrétions.

Les actions combinées du fer et de la matière
animale font de cette eau un excellent moyen
thérapeutique contre les névroses. La matière
animale assouplit, relâche, ramollit les papilles
nerveuses et dispose leur excès de susceptibilité
à changer de place sous l'influence de la plus lé-
gère irritation de tout autre système. Pour obte-
nir cette métastase, il faut que l'excitation mé-
dicamenteuse que produit le fer, soit soutenue
pendant un certain temps, et ne soit pas trop
forte pour développer aucun phénomène inflam-
matoire. Les individus d'un tempérament nerveux présentent un état de langueur, d'inertie du
système musculaire, que le fer, par sa vertu tonique pour les muscles, fait cesser, et par conséquent rétablit l'équilibre des forces vitales. Le
tempérament nerveux n'est qu'une inégale répar-
tition du principe vital. Toute médication antis-
pasmodique, curative, doit tendre à produire une
révulsion, afin que le système nerveux qui a le
plus de vitalité en cède à celui qui en a moins.

L'eau ferrugineuse peut être employée dans
toutes les maladies exemptes de complication in-
flammatoire.

Nous avons souvent observé les salutaires effets de l'eau ferrugineuse chez les personnes fai-
bles, d'une constitution frêle et délicate, dans
les crampes, les spasmes de l'estomac, dans les
gastralgies, les migraines, l'hystérie. Cette eau
est encore très favorable aux femmes qui, à l'é-
poque de l'âge critique, éprouvent divers acci-

dens nerveux. Elle est très utile contre les hémorrhagies passives, les engorgemens du tissu cellulaire sous-cutané, contre les affections scorbutiques, scrophuleuses.

Elle a été administrée avec le plus grand succès dans les faiblesses, dans les paralysies en général; elle est surtout très appropriée aux estomacs languissans, dont les digestions sont lentes, avec borborygmes et flatuosités.

Nous avons observé les bons effets de l'eau ferrugineuse dans le cas de stérilité produite par le relâchement du système utérin, par une faible constitution et par des fleurs blanches abondantes. Cette eau, en développant un état d'excitabilité de la matrice, en fortifiant la santé, rend les femmes aptes à devenir fécondes.

L'eau ferrugineuse provoque l'apparition des menstrues et les fait avancer en excitant la circulation sanguine; elle est surtout recherchée pour le traitement de la chlorose ou pâles couleurs, et ce n'est pas en vain qu'on l'emploie contre cette décoloration, cette déferrugination du sang; aussi voyons-nous arriver chaque année, à Castéra-Verduzan, beaucoup de jeunes personnes atteintes de cette affection. Cette eau est encore fort salutaire dans l'aménorrhée et la disménorrhée, accompagnées d'atonie, de bouffissure générale ou partielle, et dans les hémorrhagies utérines passives. Les descentes de la matrice provenant d'un relâchement de ses ligamens, les fleurs blanches que provoquent la vie sédentaire et l'usage des chaufferettes, l'épuisement avec débilité générale, qui est la suite ou de l'abus des plaisirs vénériens, ou de la masturbation, sont généralement guéries ou amendées par cette eau.

Combien de fièvres intermittentes qui avaient résisté au sulfate de quinine et aux autres préparations fébrifuges, sont guéries par l'emploi de l'eau ferrugineuse! Nous avons également remarqué dans cette eau une propriété vermifuge bien prononcée.

L'eau ferrugineuse fait cesser des blennorrhées intarissables, des écoulemens involontaires chez des individus épuisés ou relâchés. Nous l'avons vu réussir chez les enfans atteints d'incontinence d'urine pendant le sommeil. L'eau ferrugineuse est favorable dans les sueurs nocturnes, dans les pertes de lait qui n'ont pas de fin après le sevrage.

L'usage simultané de l'eau sulfureuse et de l'eau ferrugineuse produit dans quelques cas des résultats remarquables; employées simultanément, elles servent de correctif l'une à l'autre.

## MODE D'ADMINISTRATION DES EAUX.

Nous avons observé que, pour faire usage avec succès des eaux du Castéra-Verduzan, il fallait que la température fût élevée et uniforme: par conséquent, l'époque la plus favorable pour en retirer de bons effets commence à la fin du printemps et finit au commencement de l'automne;

e vaut-il mieux se rendre à ces thermes en

juin, juillet et août, qu'en septembre et octobre; car la température y est beaucoup plus élevée, et moins variable, dans les trois premiers de ces mois, que dans les deux derniers. L'expérience apprend que l'effet de ces eaux est d'autant plus prompt et plus sensible que la chaleur est plus forte. Nous avons remarqué dans un très-grand nombre de cas qu'au temps des chaleurs elles agissent d'une manière spéciale sur les exhalants de la peau, et qu'elles sont éminemment salutaires en favorisant la transpiration, et en provoquant des sueurs abondantes. On ne saurait donc trop recommander aux malades qui ont besoin de ces eaux, de s'y rendre au commencement de la belle saison.

Les eaux minérales de Castéra-Verduzan se donnent en boisson, en lotions, en injections, en douches et en bains.

Le temps pendant lequel on doit faire usage de ces eaux est d'un mois à six semaines; cette durée doit néanmoins être proportionnée à la nature de la maladie, aux forces, à l'âge, au tempérament et enfin aux avantages qu'on en retire; mais faut-il toujours attendre un mois avant de pouvoir prononcer que ces eaux ne font pas de bien. De même que tous les moyens pharmaceutiques employés contre les affections chroniques, les eaux minérales ne produisent pas constamment, en peu de jours, les effets qu'on doit en attendre. Certes, vingt-cinq livres d'eau, prises en trois jours, ne produiront

pas les mêmes résultats que cette quantité bue en
trois ou quatre fois  plus de temps ; c'est par·des
doses réitérées et augmentées de jour en jour qu'elles opèrent les plus parfaites guérisons ;  on peut
leur appliquer ce vers d'Ovide :

*Gutta cavat, non vi, sed sæpè cadendo.*
» L'eau qui tombe souvent de  la roche pierreuse
» Frappe peu chaque fois, mais enfin elle creuse».

Il n'est  pas  inutile  de prévenir  que le succès
des eaux en général n'est pas toujours immédiat ;
elles n'agissent quelquefois qu'après un assez long
espace de temps. Raulin assure avoir observé que
les eaux minérales de Castéra produisent des effets sensibles plus d'un mois après qu'on n'en fait
plus usage. On ne doit donc  pas perdre  tout
espoir de guérison si, en les quittant, on n'a pas
obtenu tout le soulagement qu'on en attendait.
Il est de fait que, de retour chez soi , on peut en
éprouver encore l'heureuse influence.

Comme ces eaux contiennent des principes
médicamenteux assez actifs, il est nécessaire avant
d'en faire usage, de consulter un homme de l'art
qui  indique les précautions qu'on doit prendre
pour éviter tout accident. Nous avons eu occa-
sion d'observer que des personnes non habi-
tuées à boire ces eaux, en étaient fort incommo-
dées pour avoir négligé de s'y préparer. Cette pré-
paration consiste à écarter tous les obstacles qui
pourraient en empêcher la digestion, et même
en rendre l'effet inutile ou dangereux. Raulin a
disserté longuement sur les préparations relatives

aux divers tempéramens; mais les règles qu'il a établies ne sauraient être adoptées de nos jours. N'est-ce pas une absurdité de faire toujours précéder l'usage des eaux minérales de purgatifs, d'émétiques et de diurétiques? La nature ne s'assujétit jamais au caprice des hommes, elle doit être observée avec un esprit exempt de toute prévention, et jugée telle qu'elle est. Ce sera de cette manière qu'on distinguera entre les cas qui exigent et ceux qui repoussent les remèdes préliminaires avant l'usage des eaux minérales de Castéra-Verduzan.

Pendant l'usage des eaux minérales et de tout médicament en général, les malades doivent observer, le plus strictement possible, les règles d'hygiène qui sont nécessaires pour le traitement des maladies chroniques. Ils se vêtiront toujours assez chaudement pour entretenir la transpiration insensible; ils auront soin d'éviter la trop grande fraîcheur du matin et du soir, surtout aux environs de la rivière et des sources.

Dans les maladies chroniques, ce n'est qu'en mangeant souvent et peu à la fois qu'on reprend des forces; l'excès de nourriture afflaiblit plus qu'il ne fortifie. Lorsqu'on fait usage des eaux minérales, si l'on n'observe pas les règles de la diététique, si l'on mange surtout beaucoup de viande et qu'elle soit assaisonnée avec des substances irritantes, on en est bientôt incommodé. On a le matin la bouche amère, pâteuse, le dégoût arrive, la soif s'allume. Pour faire cesser une telle indisposition , il faut suspendre l'usage des eaux à l'intérieur , et les remplacer par une boisson rafraîchissante ; on prend alors des bains tempérés , et on observe le régime végétal. Nous avons vu des malades qui, pour mettre fin à ce dérangement, buvaient quinze ou dix-huit verres d'eau sulfureuse : qu'arrivait-il? L'irritation augmentait, la fièvre survenait, et il fallait recourir aux antiphlogistiques pour l'apaiser. A la sobriété il faudra joindre l'exercice modéré, à pied, à cheval, en voiture ; rien n'est plus nuisible à ceux qui prennent les eaux que le repos absolu du corps ; les distractions, les amusemens, les occupations de l'esprit qui ne captivent pas trop, ne sont pas moins convenables. Telles sont les principales bases de la conduite ou du régime que l'on doit suivre pendant l'usage des eaux minérales de Castéra-Verduzan.

Pour ne pas rendre cette brochure trop volumineuse, nous avons passé sous silence beaucoup de détails importans pour le médecin investigateur, qui se trouvent consignés dans la notice sur ces eaux , imprimée en 1830.

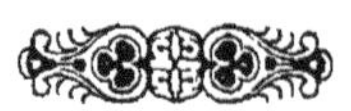

# OBSERVATIONS INDIVIDUELLES.

### Dartre squammeuse.

M. M...., employé, âgé de 57 ans, d'un tempérament bilieux, d'une constitution robuste, affecté d'une dartre squammeuse à la partie postérieure de la cuisse et de la jambe gauche, depuis trois ans : on avait employé les antiphlogistiques ; à Castéra : eau sulfureuse en boisson, en bains et en douches en arrosoir, pommade de deutoxide de Mercure, pastilles de Kumkel ; au départ de Castéra, la démangeaison et la tuméfaction avaient disparu ; dans le cours de l'année la guérison a été complète.

### Conjonctivite; flux hémorroïdal supprimé.

M. N...., propriétaire, âgé de 47 ans, d'un tempérament nerveux, d'une faible constitution, était atteint depuis cinq ans d'une irritation de la conjonctive, deux ou trois fois par mois, à la suite d'un flux hémorroïdal supprimé : les antiphlogistiques, les eaux de Cauterets et de St-Sauveur avaient été mises en usage ; à Castéra-Verduzan : eau sulfureuse en boisson, en bains, en douches ascendantes sur l'anus ; pendant l'usage des eaux : apparition du flux hémorroïdal, et dans le courant de l'année, guérison complète.

### Gastro-Enterite.

M. D..., propriétaire, âgé de 52 ans, d'un

tempérament nerveux, d'une faible constitution, affecté d'une gastro-entérite intermittente, depuis 30 ans; traitement antérieur: antiphlogistiques, toniques; à Castéra: eau sulfureuse et ferrugineuse en boisson et en bains; au départ de l'établissement, le malade digérait parfaitement; il fut très bien portant l'année suivante.

### Catarrhe vésical.

M. M..., fonctionnaire, âgé de 26 ans, d'un tempérament nerveux, d'une faible constitution, était atteint d'un catarrhe vésical depuis six mois; traitement antérieur : antiphlogistique; dans l'établissement thermal: eau sulfureuse et ferrugineuse en boisson , bains et injections; à son départ de l'établissement, très bien portant.

### Engorgement du cordon spermatique?

M. T..., officier supérieur, âgé de 50 ans, d'un tempérament bilioso-sanguin, d'une constitution robuste, était atteint d'un engorgement du cordon spermatique gauche depuis quinze ans: les eaux minérales d'Ussat avaient été employées; à Castéra-Verduzan: eau sulfureuse en bains, en boisson et en douches, deux applications de sangsues; à son départ de l'établissement, grand amendement.

### Rhumatisme articulaire.

M. F..., médecin, âgé de 58 ans, d'un tempérament bilioso-nerveux, d'une constitution robuste, atteint d'un rhumatisme des grandes articulations depuis dix ans ; traitement antérieur:

linimens narcotiques; à Castéra-Verduzan : eau sulfureuse en bains, en boisson et en douches; à son départ, plus de douleurs; état satisfaisant dans le cours de l'année suivante.

### Gastro-Entérite.

M<sup>me</sup> S..., âgée de 50 ans, d'un tempérament nerveux, d'une assez bonne constitution, affectée de gastro-entérite, avec un développement prodigieux de gaz, depuis dix ans : les antispasmodiques avaient été employés; traitement dans l'établissement : eau sulfureuse et ferrugineuse en boisson, bains et douches en arrosoirs sur le ventre; un mieux sensible à son départ de Castéra.

### Névrose spino-cérébrale.

M. F...., âgé de 50 ans, propriétaire, d'un tempérament bilieux, d'une constitution robuste, affecté de névrose spino-cérébrale depuis un an. Ce malade avait employé des linimens excitans, la teinture de cantharides, des purgatifs; à Castéra : eau sulfureuse en boisson, en bains, et douches, saignées générales, saignées locales; à son départ de Castéra, ce malade se trouvait bien.

### Rhumatisme musculaire.

M. L..., âgé de 45 ans, boulanger, d'un tempérament sanguin, d'une constitution robuste, atteint d'un rhumatisme des muscles intercostaux, qui avait succédé à un rhumatisme de membres inférieurs, depuis 2 ans : pas de traitement antérieur; à Castéra : eau sulfureuse en boisson, bains et douches en arrosoir, des laxatifs; ce malade était bien soulagé à son départ.

### Névrose; suppression des règles.

M<sup>me</sup> P..., âgée de 24 ans, d'un tempérament nerveux, d'une faible constitution, affectée d'une irritation du système nerveux, avec inertie du système musculaire, frayeurs continuelles, suppression des règles depuis trois mois, et malade depuis six; elle avait déjà employé les sangsues, les bains, les antiphlogistiques; à Castéra : eau sulfureuse et ferrugineuse en boisson, bains et douches ascendantes; la malade se trouva bien, elle eut ses règles avant son départ.

### Catarrhe pulmonaire; suite de l'allaitement.

M<sup>me</sup> A..., âgée de 26 ans, ménagère, d'un tempérament nerveux, d'une faible constitution, atteinte d'un catarrhe pulmonaire à la suite de l'allaitement, avec maigreur, depuis deux ans ; traitement antérieur : régime adoucissant ; à Castéra : eau sulfureuse en boisson, coupée avec du lait, demi-bains ; à son départ, la malade avait pris de l'embonpoint, le catarrhe avait sensiblement diminué.

### Gastrite.

M<sup>me</sup> S..., âgée de 60 ans, d'un tempérament nerveux, d'une faible constitution, fort maigre, atteinte d'une gastrite depuis deux ans : la malade observait un régime adoucissant ; à Castéra : eau sulfureuse en boisson avec sirop de gomme, et en bains ; à son départ elle se trouvait mieux, les digestions étaient moins difficiles; guérison dans le cours de l'année.

### Disménorrhée.

M<sup>lle</sup> B..., âgée de 26 ans, d'un tempérament nerveux, d'une bonne constitution, affectée de disménorrhée avec irritation de poitrine depuis six mois; aucun traitement antérieur; à Castéra: une saignée générale, application de sangsues aux aines, eau sulfureuse et ferrugineuse en boisson, en demi-bains; les menstrues coulèrent abondamment pendant l'usage des eaux; la malade éprouva un mieux sensible dans le cours de l'année.

### Ulcère variqueux.

M. P..., cultivateur, âgé de 65 ans, d'un tempérament sanguin, d'une forte constitution, avait un ulcère variqueux, entourant la malléole interne de la jambe droite avec suintement et tuméfaction du périoste depuis trois ans : les antiphlogistiques avaient été mis en usage; à l'établissement : eau sulfureuse en boisson, bains et douches en arrosoir; à son départ, grand soulagement, guérison complète dans le cours de l'année.

### Ophthalmie chronique, non encore réglée.

M<sup>lle</sup> B...., âgée de 17 ans, d'un tempérament lymphatique, d'une faible constitution, affectée d'une ophthalmie chronique, non encore réglée : un cautère avait été placé à la nuque, on avait employé les antiphlogistiques; traitement dans l'établissement : eau sulfureuse et ferrugineuse en boisson, en bains; pommade anti-ophthalmique de Debault; pendant son séjour à Castéra, apparition des menstrues; dès ce moment, mieux sensible.

### Ménorrhagie passive.

M<sup>me</sup> L...., ménagère, âgée de 34 ans, d'un tempérament bilieux, d'une constitution robuste, atteinte d'une ménorrhagie passive depuis deux ans : elle avait employé les toniques; à Castéra : eau ferrugineuse en boisson, bains et douches en arrosoir et ascendantes; à son départ, l'état de cette malade était assez satisfaisant.

### Gastrite.

M<sup>me</sup> B..., âgée de 40 ans, d'un tempérament bilieux, d'une bonne constitution, affectée d'une gastrite, à la suite d'une érysipèle, depuis trois ans : on avait employé les antiphlogistiques; à l'établissement : eau sulfureuse en boisson, coupée avec du lait, en bains; à son départ, soulagement; plus tard, guérison complète.

### Bronchite, suite de l'allaitement.

M<sup>me</sup> R...., âgée de 25 ans, d'un tempérament bilieux, d'une faible constitution, atteinte d'une bronchite à la suite de l'allaitement, maigreur, depuis un an : on avait employé les antiphlogistiques; à Castéra : eau sulfureuse en boisson avec du lait, en bains; au départ, la malade éprouvait un grand soulagement, elle ne toussait presque plus.

### Constipation opiniâtre.

M<sup>lle</sup> C..., âgée de 33 ans, d'un tempérament bilioso-nerveux, d'une assez forte constitution, atteinte d'une affection spasmodique du canal intestinal, constipation opiniâtre depuis quatre ans : on avait employé les purgatifs ; traitement dans l'établissement : deux applications de sangsues à l'anus, eau sulfureuse et ferrugineuse en boisson, bains et douches en arrosoir sur le ventre ; au départ, l'état de la malade était très-satisfaisant ; guérison dans le cours de l'année suivante.

### Asthme humide.

M. D..., meunier, âgé de 45 ans, d'un tempérament lymphatique, d'une faible constitution, affecté d'un asthme humide depuis sept ans ; les eaux-bonnes ainsi que les pectoraux avaient été mis en usage ; à Castéra : eau sulfureuse en boisson, en demi-bains, des laxatifs ; à son départ, un mieux sensible.

### Néphrite, Rhumatisme articulaire.

M. E..., propriétaire, âgé de 60 ans, d'un tempérament bilioso-sanguin, d'une faible constitution, atteint d'une néphritre et d'un rhumatisme articulaire depuis huit mois : les antiphlogistiques et les antispasmodiques avaient été employés ; à Castéra : eau sulfureuse en boisson, bains et douches ; à son départ, grand amendement.

### Gastralgie avec vomissement.

M. L..., taillandier, âgé de 60 ans, d'un tempérament bilieux, d'une constitution robuste, atteint d'une gastralgie avec vomissement des alimens depuis trois ans : il avait observé le régime végétal, et employé les antispasmodiques; à Castéra : eau sulfureuse et ferrugineuse en boisson, bains et douches en arrosoir sur l'épigastre; il n'avait pas vomi depuis huit jours lorsqu'il quitta le Castéra.

### Hémiplégie.

M. D..., fonctionnaire, âgé de 33 ans, d'un tempérament bilioso-sanguin, d'une forte constitution, atteint d'une hémiplégie depuis quatre mois : les saignées et les purgatifs avaient été mis en usage; à Castéra : eau ferrugineuse et sulfureuse en boisson, bains et douches, extrait de noix vomiques; le malade se trouvait bien lorsqu'il quitta l'établissement.

### Hépatite; suite de Fièvre intermittente.

M. L..., propriétaire, âgé de 24 ans, d'un tempérament bilieux, d'une faible constitution, atteint d'une hépatite à la suite d'une fièvre intermittente depuis dix mois : on avait fait usage de beaucoup de sulfate de quinine, un régime végétal avait été observé; à Castéra : eau sulfureuse et ferrugineuse en boisson, coupée avec le petit lait, en bains; à son départ, guérison complète.

### Gastralgie avec vomissement.

M^me D..., âgée de 43 ans, d'un tempérament bilieux, d'une faible constitution, affectée de gastralgie avec vomissement depuis cinq ans : les antispasmodiques avaient été employés ; à Castéra : eau sulfureuse et ferrugineuse en boisson et en bains ; la malade était bien soulagée à son départ.

### Gastralgie, tension de l'épigastre.

M<sup>me</sup> S..., âgée de 38 ans, d'un tempérament nerveux, d'une assez faible constitution, était atteinte d'une gastralgie avec une forte tension de l'épigastre depuis sept ans : cette dame avait employé les eaux de Vichy, celles des Pyrénées, les bains de mer, les antispasmodiques ; à Castéra : eau sulfureuse et ferrugineuse en boisson, bains et douches en arrosoir sur l'épigastre ; à son départ, grand amendement ; parfaitement guérie dans le cours de l'année.

### Galactirrhée; dismenorrhée.

M<sup>me</sup> C..., âgée de 33 ans, d'un tempérament lymphatique, d'une constitution assez robuste, était atteinte d'une galactirrhée avec dismenorrhée depuis quatre ans : les eaux de Vichy, les purgatifs avaient été employés ; à Castéra : eau sulfureuse et ferrugineuse en bains, en boisson ; l'état de la malade était très satisfaisant à son départ.

### Nevrose vague.

M<sup>lle</sup> X...., âgée de 11 ans, d'un tempérament nerveux, d'une faible constitution, atteinte d'une douleur aiguë à l'extrémité antérieure des os du métatarse du pied droit, d'une douleur d'estomac, avec boule hystérique, avec évanouissement, quelquefois aphonie avec toute sa connaissance, d'autrefois une grande loquacité. Elle avait deux ou trois attaques par jour, et chacune durait environ une heure ; elle était malade depuis dix-huit mois. Les antiphlogistiques et les vermifuges avaient été employés ; à Castéra : eau sulfureuse et ferrugineuse en boisson, bains, et douches en arrosoir sur la tête et sur l'épigastre ; à son départ les attaques étaient moins fréquentes.

### Engorgement de l'ovaire droit.

M^me A..., âgée de 29 ans, d'un tempérament sanguin, d'une faible constitution, présentait un engorgement de l'ovaire du côté droit, suite d'avortement, depuis cinq mois : elle avait employé les antispasmodiques ; à Castéra, eau sulfureuse en boisson, bains et douches en arrosoir ; l'engorgement avait sensiblement diminué au départ de de la malade; guérison complète dans le cours de l'année.

### Hystérie; dismenorrhée.

M^lle Z..., âgée de 18 ans, d'un tempérament nerveux, d'une faible constitution, affectée d'hystérie avec dérangement menstruel à la suite d'une frayeur, depuis dix-huit mois : elle avait employé les antispasmodiques ; à Castéra : eau sulfureuse et ferrugineuse en boisson, en bains ; pendant le séjour de la malade à Castéra, les règles furent plus abondantes; à son départ il y avait un mieux sensible.

### Engorgement de la mamelle gauche.

M^me C..., âgée de 43 ans, d'un tempérament

sanguin, d'une constitution robuste, affectée d'un engorgement du côté externe de la mamelle gauche, depuis dix-huit mois : elle avait employé les antiphlogistiques et la compression ; à Castéra : eau sulfureuse en boisson, en bains et douches en arrosoir ; à son départ diminution dans le volume de la tumeur.

### Engorgement du col de l'utérus.

M^me B..., âgée de 30 ans, d'un tempérament bilioso-sanguin, d'une forte constitution, affectée d'un engorgement du col de l'utérus, avec un écoulement sanguinolent depuis deux ans : les antiphlogistiques et les astringents avaient été employés ; à Castéra : eau sulfureuse en boisson, bains et douches ascendantes ; à son départ elle était bien soulagée, et fut tout-à-fait guérie dans le cours de l'année.

### Névralgie sciatique.

M^me P..., âgée de 40 ans, d'un tempérament nerveux, d'une constitution ordinaire, atteinte de névralgie sciatique du côté gauche, depuis six mois : elle avait mis en usage tous les moyens appropriés ; à Castéra : eau sulfureuse en boisson, bains et douches ascendantes ; à son départ la malade était bien soulagée.

### Dismenorrhée.

M^lle A..., âgée de 24 ans, couturière, d'un tempérament lymphatico-nerveux, d'une bonne constitution, atteinte de disménorrhée depuis deux ans : elle avait employée les emménagogues ;

à Castéra ; eau ferrugineuse en boisson, en bains ; menstrues abondantes huit jour avant l'époque ; au départ de Castéra guérison complète.

### Affection vermineuse.

M^lle B..., âgée de 11 ans, d'un tempérament lymphatique, atteinte d'une gastro-entérite vermineuse depuis un an : elle avait employé les vermifuges : à Castéra ; eau sulfureuse et ferrugineuse en boisson, en bains ; l'état de cette malade, à son départ, était très satisfaisant.

### Pharingite; amygdalite.

M. D..., âgé de 35 ans, d'un tempérament bilieux, d'une constitution robuste, atteint d'une irritation des cryptes muqueux gutturaux, avec engorgement des amygdales depuis huit mois : il avait employé les astringents : à Castéra ; eau sulfureuse et ferrugineuse en boisson, en bains, plusieurs laxatifs ; à son départ, il était parfaitement guéri.

### Gastrite.

M^lle B..., âgée de 19 ans, d'un tempérament bilieux, d'une bonne constitution, atteinte d'une gastrite depuis dix mois : elle avait employé les antiphlogistiques : à Castéra ; eau sulfureuse en boisson, en bains, régime végétal ; elle était entièrement guérie à son départ.

### Age critique.

M^me C..., âgée de 42 ans, d'un tempérament lymphatique, d'une faible constitution, affectée d'une céphalalgie nerveuse, d'une névrose de la poitrine, d'hémorroïdes non fluentes, âge critique, depuis un an : aucun traitement antérieur n'avait été fait : à Castéra ; eau sulfureuse en boisson, bains, douches ascendantes ; ce traitement eut un plein succès ; les hémorroïdes fluèrent ; à son départ la malade n'éprouvait plus de douleur.

### Péritonite avec ascite.

M<sup>me</sup> D..., âgée de 33 ans, d'un tempérament bilioso-sanguin, d'une bonne constitution, affectée d'une péritonite avec ascite, depuis dix mois : elle avait employé les antiphlogistiques et les diurétiques : à Castéra ; eau sulfureuse en boisson, en bains, nitrate de potasse, oximel colchique ; à son départ elle était bien soulagée, et fut complètement guérie dans le cours de l'année.

### Calculs rénaux.

M. S..., âgé de 67 ans, fonctionnaire, d'un tempérament bilioso-sanguin, d'une constitution robuste, atteint de calculs rénaux depuis dix ans : depuis six ans il employait l'eau sulfureuse de Castéra en boisson, en bains ; pendant son séjour à l'établissement, il a expulsé plusieurs gros graviers ; il a été ensuite pleinement soulagé.

### Péritonite avec ascite.

M<sup>lle</sup> de L..., âgée de 8 ans, d'un tempérament nerveux, d'une bonne constitution, affectée d'une péritonite avec ascite : on avait pratiqué une fois la ponction ; les antiphlogistiques et les diurétiques avaient été employés : à Castéra ; eau sulfureuse en boisson, en bains ; à son départ, cette intéressante petite fille était complétement guérie.

## Disménorrhée.

M<sup>lle</sup> B..., âgée de 19 ans, d'un tempérament bilieux, d'une constitution robuste, affectée d'une disménorrhée depuis quatre ans : les émménagogues avaient été employés : à Castéra ; eau ferrugineuse en boisson, en bains, une saignée du pied ; à son départ, soulagement sensible ; dans le cours de l'année, complète guérison.

## Néphrite calculeuse.

M. O..., fonctionnaire, âgé de 58 ans, d'un tempérament bilioso-nerveux, d'une constitution robuste, atteint d'une néphrite calculeuse depuis dix ans : il avait employé les diurétiques ; à Castéra : eau sulfureuse en boisson, en bains ; pendant son séjour il expulsa beaucoup de petits graviers ; il était bien soulagé à son départ.

## Gastro-Entérite; catarrhe vésical.

M. B..., âgé de 55 ans, propriétaire, d'un tempérament nerveux, d'une faible constitution, affecté d'une gastro-entérite et d'un catarrhe vésical depuis cinq ans : il avait employé les eaux de St-Sauveur : à Castéra ; eau sulfureuse en boisson, coupée avec du lait, et en bains ; à son départ il se trouvait beaucoup mieux.

## Céphalalgie, tumeurs hémorroïdales.

M. H..., prêtre, âgé de 30 ans, d'un tempérament bilioso-sanguin, d'une constitution robuste, atteint d'une céphalalgie et de tumeurs hémorroïdales : il avait employé les sangsues et les purgatifs : à Castéra ; eau sulfureuse et ferrugineuse en boisson, bains et douches ascendantes, une application de sangsues ; à son départ il était parfaitement guéri de la cephalalgie.

### Céphalalgie; flux hémorroïdal supprimé.

M^me C..., marchande de modes, âgée de 43 ans, d'un tempérament nervoso-sanguin, d'une constitution robuste, affectée d'une cephalalgie, suite d'un flux hémorroïdal supprimé, depuis trois ans : les bains et les sangsues avaient été mis en usage : à Castéra ; eau sulfureuse et ferrugineuse en boisson, bains et douches ascendantes ; pendant son séjour, apparition du flux hémorroïdal ; à son départ, complète guérison.

### Hystérie.

M^lle P..., âgée de 32 ans, d'un tempérament nerveux, d'une faible constitution, atteinte d'hystérie depuis six ans ; elle avait employé les antispasmodiques et les bains d'eau douce : à Castéra ; eau sulfureuse et ferrugineuse en boisson, en bains ; elle était très soulagée à son départ.

### Fièvre intermittente.

M^me L..., âgée de 26 ans, d'un tempérament nerveux, d'une faible constitution, atteinte d'une fièvre intermittente tierce depuis quatre mois : elle avait employé le sulfate de quinine : à Castéra ; eau ferrugineuse en boisson, en bains chauds, une heure avant l'accès ; à son départ, elle était complètement guérie.

### Vaginite; leucorrhée.

M^me G..., âgée de 30 ans, d'un tempérament lymphatique, d'une assez bonne constitution, atteinte d'une vaginite chronique avec leucor-

rhée abondante, depuis dix mois : les antiphlogistiques avaient été employés : à Castéra ; eau
sulfureuse et ferrugineuse en boisson, bains et
douches ascendantes ; à son départ elle éprouvait
un grand soulagement.

### Conjonctivité et blépharite.

M^lle P..., âgée de 14 ans, d'un tempérament
lymphatico-sanguin, d'une bonne constitution,
atteinte d'une conjonctivite chronique et d'une
blépharite avec chassie abondante, depuis six
ans : elle avait employé les collyres astringens : à
Castéra ; eau sulfureuse en boisson, bains et lotions, collyre avec le nitrate d'argent ; à son départ elle était à peu près guérie.

### Palpitations du coeur.

M. T..., âgé de 36 ans, d'un tempérament nerveux, d'une bonne constitution, atteint de pal-
pitations du cœur irrégulières, sans lésion orga-
nique ni gêne de la respiration, depuis trois ans:
les eaux minérales des Pyrénées avaient été employées : à Castéra ; eau sulfureuse en boisson,
bains et douches en arrosoir ; à son départ, soulagement sensible.

### Fièvre quarte.

M. L..., propriétaire, âgé de 30 ans, d'un tempérament nerveux, d'une constitution robuste,
affecté d'une fièvre quarte depuis un an : il avait
employé toutes sortes de fébrifuges : à Castéra ;
eau ferrugineuse en boisson, en bains chauds au
moment de l'accès ; cessation de la fièvre avant
son départ.

### Ulcère atonique.

M. T..., âgé de 40 ans, d'un tempérament sanguin, d'une bonne constitution, avait un ulcère atonique à la jambe gauche : il avait employé les antiphlogistiques et les emplâtres astringents : à Castéra ; eau sulfureuse en bains, en boisson, et douches ; à son départ l'ulcère était complètement cicatrisé.

### Blennorrhée.

M. B..., âgé de 46 ans, officier, d'un tempérament bilieux, d'une constitution ordinaire, avait une blennorrhée depuis quinze ans : il avait employé les antiphlogistiques et observé un régime végétal : à Castéra ; eau sulfureuse et ferrugineuse en boisson, bains et injections ; il était à peu près guéri lorsqu'il quitta l'établissement.

### Hépatite.

M^me L..., âgée de 31 ans, d'un tempérament bilieux, d'une faible constitution, affectée d'une hépatite depuis six mois : elle avait employé les saignées locales et les purgatifs : à Castéra ; eau sulfureuse en boisson, bains et douches en arrosoir ; à son départ elle se trouvait mieux ; elle a été guérie dans le cours de l'année.

### Angine tonsillaire.

M^me P..., âgée de 34 ans, d'un tempérament lymphatique, d'une faible constitution, atteinte d'une angine tonsillaire depuis un an : les antiphlogistiques avaient été employés : à Castéra ; eau sulfureuse et ferrugineuse en boisson, en bains, des laxatifs ; à son départ elle était complètement guérie.

## Disménorrhée avec hémopthysie.

M<sup>me</sup> L...., âgée de 33 ans, d'un tempérament bilioso-sanguin, d'une bonne constitution, affectée de disménorrhée avec hémopthysie depuis six mois: elle avait employé les emménagogues : à Castéra ; eau sulfureuse et ferrugineuse en boisson, en demi-bains, plusieurs applications de sangsues ; pendant son séjour les menstrues furent abondantes ; à son départ l'hémopthysie avait cessé.

## Dartre pustuleuse du visage.

M<sup>lle</sup> G...., modiste, âgée de 22 ans, d'un tempérament bilieux, d'une bonne constitution, affectée d'une dartre pustuleuse sur le nez et le menton depuis deux ans: elle avait employé la pommade soufrée : à Castéra ; eau sulfureuse en boisson, bains et lotions, pommade d'oxide rouge de mercure, préparations antimoniales, régime végétal ; l'état de cette malade était bien satisfaisant à son départ ; elle a été complètement guérie dans le cours de l'année.

## Aphonie.

M<sup>lle</sup> A..., âgée de 27 ans, d'un tempérament sanguin, d'une assez forte constitution, affectée d'une aphonie à chaque époque menstruelle avec une diminution sensible des menstrues depuis un an : elle avait été saignée plusieurs fois : à Castéra ; eau ferrugineuse en boisson, en bains ; les règles parurent plus abondantes pendant son séjour aux eaux, et l'aphonie était bien moins intense.

### Néphrite.

M. S. T..., âgé de 42 ans, d'un tempérament nervoso-sanguin, d'une constitution robuste, affecté d'une néphrite, survenue à la suite d'une suppression d'un flux hemorroïdal depuis cinq ans : les sangsues et les demi-bains avaient été mis en usage : à Castéra; eau sulfureuse en boisson, bains, et douches ascendantes; à son départ de l'établissement, ce malade était dans un état fort satisfaisant.

### Hépatite et gastro-entérite.

M. F..., âgé de 47 ans, d'un tempérament bilieux, d'une faible constitution, avait une hépatite avec gastro-entérite, à la suite de fièvres intermittentes depuis deux ans : il avait employé les toniques et les fondans : à Castéra; eau sulfureuse et ferrugineuse en boisson, bains et douches en arrosoir; ce malade était bien soulagé à son départ.

### Rhumatisme du cœur.

M. D..., propriétaire, âgé de 50 ans, d'un tempérament bilioso-sanguin, d'une constitution robuste, atteint d'une affection rhumatique du cœur, avec gargouillement depuis quatre ans; le moral de ce malade était affecté : il avait employé les antispasmodiques et les révulsifs : à Castéra; eau sulfureuse en boisson, en demi-bains; il était bien soulagé à son départ.

### Goutte et gravelle.

M. de B...., âgé de 57 ans, d'un tempérament bilioso-sanguin, d'une constitution robuste, affecté de la goutte et de la gravelle depuis quinze ans : il avait employé les boissons adoucissantes, les remèdes spécifiques vantés contre la goutte. Depuis dix ans que ce malade fréquente notre établissement il éprouve un grand soulagement ; il a expulsé plusieurs graviers d'acide urique et de phosphate ammoniaco-magnésien ; il a toujours fait usage de l'eau sulfureuse en boisson et en bains tous les trois ou quatre jours.

### Engorgement de l'utérus.

M^me D..., âgée de 27 ans, d'un tempérament nerveux, d'une faible constitution, maigre, était souffrante depuis le dernier accouchement ; elle avait le col de l'utérus très sensible au toucher et légèrement gorgé, elle était sujette tous les mois à un état mélancolique, et se trouvait malade depuis deux ans : à Castéra ; eau sulfureuse en boisson, bains et injections, plusieurs applications de sangsues ; cette dame guérit complètement dans le cours de l'année.

### Dartre squammeuse des parties génitales.

M^me D..., âgée de 50 ans, d'un tempérament bilieux, d'une faible constitution, atteinte d'une dartre squammeuse humide de la face interne des cuisses et des parties génitales depuis six mois : elle avait employé les antiphlogistiques et les narcotiques : à Castéra ; eau sulfureuse en boisson, en bains, pastilles de Kumkel, pommade de deutoxide de mercure, régime végétal ; cette malade a été complètement guérie dans le cours de l'année.

### Dartre squammeuse du scrotum.

M. B..., propriétaire, âgé de 40 ans, d'un tempérament sanguin, d'une constitution robuste avait une dartre squammeuse humide du scrotum depuis vingt ans : il avait employé les anti-herpétiques : à Castéra ; eau sulfureuse en boisson, en bains, régime végétal, préparations antimoniales et mercurielles ; à son départ, il éprouvait un grand soulagement.

### Rhumatisme goutteux.

M. de G..., âgé de 60 ans, d'un tempérament bilioso-nerveux, d'une constitution détériorée, avait un rhumatisme goutteux avec des dépôts tophacés dans les articulations des phalanges, depuis vingt ans : il avait employé les eaux des Pyrénées et de Barbotan : à Castéra ; eau sulfureuse en boisson, bains et douches ; à son départ il éprouvait un grand amendement dans les douleurs.

### Aménorrhée.

M<sup>me</sup> L..., âgée de 29 ans, d'un tempérament nerveux, avait une aménorrhée avec dyspepsie depuis deux ans : les antiplogistiques et les emménagogues avaient été employés : à Castéra ; eau sulfureuse en boisson, en bains ; à son départ, elle m'assura qu'elle se trouvait bien.

### Hémorrhagie intestinale.

M<sup>lle</sup> B..., âgée de 25 ans, d'un tempérament bilioso-sanguin, d'une bonne constitution, avait une hémorrhagie intestinale avec engorgement des hypochondres depuis deux ans ; elle n'avait

fait aucun traitement : à Castéra ; eau sulfureuse
et ferrugineuse en boisson avec sirop de gomme,
en bains ; l'hemorragie fut suspendue vers le
douzième jour ; la malade quitta le Castéra se
croyant guérie.

### Couperose.

M^me D...., âgée de 45 ans, d'un tempérament
sanguin, d'une forte constitution, affectée d'une
couperose, (dartre pustuleux du visage) depuis
quatre ans : elle avait employé le soufre et les
amers : à Castéra ; eau sulfureuse en boisson et
en bains, préparations antimoniales et mercurielles, régime végétal ; à son départ, il y avait
une dessication presque complète.

### Cystite et ver solitaire.

M. B..., âgé de 33 ans, d'un tempérament nerveux, d'une faible constitution, affecté d'une
cystite compliquée de la présence du ver solitaire
(*tœnia*) depuis six mois : les purgatifs et les antiphlogistiques avaient été employés : à Castéra ;
eau sulfureuse et ferrugineuse en boisson, en
bains, décoction de l'écorce de racine de grena-
dier ; le malade, pendant son séjour aux eaux,
expulsa près de deux mètres de tœnia ; à son départ il était bien soulagé.

### Dartre squammeuse des mains et des pieds.

M^me S..., âgée de 65 ans, d'un tempérament
bilieux, d'une faible constitution, était affectée
d'une dartre squammeuse à la paume des mains
et à la plante des pieds, depuis trois ans. Les
anti-herpétiques avaient été employés : à Cas-

téra ; eau sulfureuse en boisson, en bains, régime végétal ; à son départ, cette malade était en
voie de guérison.

### Gencivite.

M^lle V..., âgée de 28 ans, d'un tempérament
lymphatique, d'une faible constitution, affectée
de gencivite depuis deux ans : elle n'avait point
fait de traitement à Castéra ; eau sulfureuse et
ferrugineuse en boisson, en bains, dentrifice
avec le quinquina et la crème de tartre; à son
départ, elle était complètement guérie.

### Douleur au foie.

M. L..., âgé de 64 ans, propriétaire, d'un
tempérament bilieux, d'une constitution robuste,
affecté d'une douleur au foie depuis un an : à
Castéra ; eau sulfureuse en boisson, en bains ; à
son départ, il n'éprouvait plus la douleur. M.
L... était déjà venu à Castéra pour la même douleur; il avait resté sept ans sans en souffrir.

### Ulcère du col de l'utérus.

M^me B..., âgée de 43 ans, ménagère, d'un
tempérament bilioso-sanguin, d'une bonne constitution, affectée d'un ulcère du col de l'utérus
depuis huit ans : elle avait employé les antiphlogistiques : à Castéra; eau sulfureuse en boisson, bains et douches ascendantes, régime végétal ; au départ de l'établissement, cette dame
éprouvait un mieux sensible.

### Pharyngite.

M. Del..., âgé de 40 ans, d'un tempérament
sanguin, d'une constitution robuste, était atteint

d'une pharyngite depuis huit mois : à Castéra ; eau sulfureuse en bains, en boisson, en gargarisme, des applications de sangsues, des laxatifs ; à son départ, il était comme guéri.

### Gastralgie avec dyspepsie.

M^me D..., âgée de 52 ans, d'un tempérament nerveux, d'une faible constitution, affectée de gastralgie avec dyspepsie : les eaux des Pyrénées et les antispasmodiques avaient été employés : à Castéra ; eau sulfureuse et ferrugineuse en boisson, coupée avec du sirop de gomme, en bains, et douches en arrosoir sur l'épigastre ; à son départ, les digestions étaient faciles.

### Disménorrhée.

M^lle B..., âgée de 32 ans, d'un tempérament bilioso-sanguin, d'une bonne constitution, atteinte d'une disménorrhée, occasionnée par une frayeur : à Castéra ; eau ferrugineuse en boisson, en bains ; apparition des règles pendant l'usage des eaux.

### Catarrhe vésical.

M. N..., propriétaire, âgé de 60 ans, d'un tempérament lymphatique, d'une bonne constitution, affecté d'un catarrhe vésical avec une disposition à la gravelle depuis cinq ans : les eaux de Capvert avaient été employées : à Castéra ; eau sulfureuse en boisson, en bains, régime adoucissant ; il était bien soulagé à son départ.

### Chorée.

M^lle C...., âgée de 23 ans, d'un tempérament bilioso-nerveux, d'une faible constitution, atteinte d'un tremblement général (chorée) depuis deux ans : elle avait employé les antispasmodiques : à Castéra ; eau sulfureuse en bains, en boisson, en douches froides en arrosoir ; elle quitta le Castéra complètement guérie.

### Stomatite aphteuse.

M^me I...., âgée de 35 ans, d'un tempérament lymphatico-nerveux, d'une faible constitution, affectée d'une stomatite aphteuse, d'une gastrite et de dysménorrhée depuis huit ans : elle avait employé les antiphlogistiques et les eaux de Cauterets : à Castéra ; eau sulfureuse en boisson, en demi-bains, gargarismes avec l'eau ferrugineuse ; à son départ, elle éprouvait un grand amendement.

### Dartre furfuracée.

M^lle D..., âgée de 20 ans, d'un tempérament lymphatique, d'une bonne constitution, avait une dartre furfuracée du cuir chevelu depuis dix-huit mois ; les anti-herpétiques avaient été employés : à Castéra ; eau sulfureuse en boisson, en bains, préparations antimoniales et mercurielles ; elle guérit dans le cours de l'année.

### Teigne amiantacée.

M^lle A..., âgée de 11 ans, d'un tempérament bilieux, d'une forte constitution, affectée d'une teigne amiantacée depuis deux ans : elle avait fait usage des émollients : à Castéra ; eau sulfureuse en boisson, bains et douches ; à son départ de Castéra, elle paraissait guérie.

## Fièvre quarte.

M<sup>me</sup> B..., âgée de 36 ans, d'un tempérament bilieux, d'une faible constitution, avait la fièvre quarte, rebelle au sulfate de quinine, depuis quatre ans : à Castéra ; eau ferrugineuse en boisson, en bains chauds un instant avant l'accès ; la fièvre manqua trois fois pendant son séjour à Castéra.

## Pâles couleurs.

M<sup>lle</sup> B..., âgée de 18 ans, d'un tempérament lymphatique, d'une faible constitution, atteinte de pâles couleurs (chlorose) : elle avait employé les amers et les bains ordinaires : à Castéra ; eau ferrugineuse en boisson, en demi-bains ; apparition des menstrues après dix-huit jours de traitement ; elle fut complétement guérie quelques mois plus tard.

Nous bornons ici l'historique des faits que nous avons observés sur les effets des eaux minérales de Castéra-Verduzan. Ce n'est pas que nous ne puissions en citer beaucoup d'autres ; mais ces observations nous paraissent suffisantes pour justifier que les maladies qui se présentent le plus souvent à Castéra, et que ces eaux guérissent ordinairement, sont : les maladies des voies digestives, telles que la gastro-entérite chronique, la gastralgie, la dyspepsie, l'anorexie, l'entéralgie ; les affections nerveuses en général ; les maladies des voies urinaires ; les fièvres intermittentes, mêmes celles qui résistent au sulfate de quinine, la péritonite avec ascite ; les affections dites bilieu-

ses; les catarrhes chroniques; les affections dartreuses et rhumatismales; et en général les maladies des femmes, la chlorose, l'hystérie, la leu-
corrhée; enfin les suites de couches et de l'allaitement.

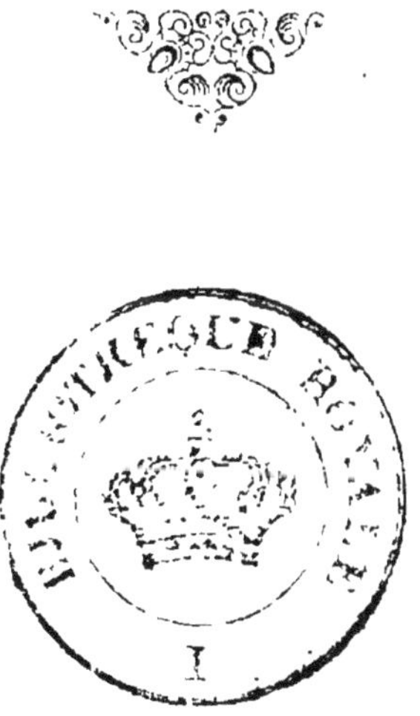